全民阅读·中华养生功法进家庭丛书

何清湖 龙专——总主编

大舞

汪磊——主编

全国百佳图书出版单位
中国中医药出版社
·北京·

图书在版编目（CIP）数据

大舞 / 何清湖，龙专总主编；汪磊主编. -- 北京：中国中医药出版社，2025. 1. -- (全民阅读).

ISBN 978-7-5132-9222-1

Ⅰ. G852.9

中国国家版本馆 CIP 数据核字第 20241A822A 号

中国中医药出版社出版

北京经济技术开发区科创十三街 31 号院二区 8 号楼

邮政编码　100176

传真　010-64405721

山东华立印务有限公司印刷

各地新华书店经销

开本 880 × 1230　1/48　印张 2　字数 90 千字

2025 年 1 月第 1 版　2025 年 1 月第 1 次印刷

书号　ISBN 978 – 7 – 5132 – 9222 – 1

定价　19.90 元

网址　www.cptcm.com

服务热线　010–64405510

购书热线　010–89535836

维权打假　010–64405753

微信服务号　zgzyycbs

微商城网址　https：//kdt.im/LIdUGr

官方微博　http：//e.weibo.com/cptcm

天猫旗舰店网址　https：//zgzyycbs.tmall.com

如有印装质量问题请与本社出版部联系（010–64405510）

《大舞》

编委会

主编

汪　磊

副主编

刘广慧　赵　壮

编委

唐　坤　翁子怡　余彦欣　徐　萌　任　拓　罗　敏　张紫茵

丛书序言

在现代社会中，阅读已经不仅是一种获取知识的手段，更是一种生活方式，一种让心灵得以滋养的途径。阅读，不仅是眼睛的旅行，更是心灵的觉醒，是身体与精神的对话。好的书籍如同一盏明灯，照亮我们前行的道路；又如一剂良药，滋养我们的内心世界。正如美国作家梭罗所说：“阅读是一项高尚的心智锻炼！”全民阅读的倡导，不仅是为了提升国民的文化素养，更在于通过阅读，引导大众走进博大精深的中华文化，领悟其中蕴含的智慧与哲学。

中华养生功法，作为中华民族传统文化的瑰宝，如同一部流动的历史长卷，记载着古人对生命奥秘的探索与实践。它融合了中医理论、哲学思想和实践经验，通过调身、调息、调心，达到强身健体、延年益寿的目的。在快节奏的现代生活中，中华养生功法以其独特的魅力，为人们提供了一种简单易行、效果显著的养生方式。习练传统养生功法，不仅是中老年人健身养生的首选，也是当代年轻人关注的新焦点。

在全民阅读的热潮中，我们尝试将经典的养生功法与日常阅读相融合，与中国中医药出版社密切合作，精心推出了《全民阅读·中华养生功法进家庭丛书》。这是一套将中医养生理念与实践相结合，旨在提升大众健康素养的中医养生精品丛书。丛书涵盖了现有的主要养生功法，详细介绍了 12 种中华传统养生功法的概述、技术要领、注意事项和功理作用，包括易筋经、导引养生功十二法、五禽戏、八段锦、大舞、马王堆导引术、六字诀、调息筑基功、少林内功、八法五步、延年九转法、七星功。可以说，这是一套将科学性、科普性和实操性较好融合的中华传统养生功法宝典。

《全民阅读·中华养生功法进家庭丛书》每一分册都是一个独特的篇章，它们共同构成了一幅中华养生的宏伟画卷。从“易筋经”到“马王堆导引术”，从“大舞”到“延年九转法”，每一功法都在向我们展示养生的多元性和实用性。例如，“导引养生功十二法”功法技术深邃，意形结合，动息相随，使习练者在动静之间找到平衡，从而提升生活质量。而“六字诀”，以其简练的字诀，蕴含着强大而深远的养生力量，它教我们如何在快节奏的生活中找到内心的安宁，通过呼吸调控和肢体运动，调和人体内在的气血运行，达到身心和谐。“少林内功”，作为武术文化的内核，更是中华养生的另一种体现，它强调内修外练，通过练习内功，提升身体素质，同时修身养性，通达武道的真谛。经典功法“五禽戏”，源于我国古代，通过模仿虎、鹿、熊、猿、鸟五种动物的动作，达到调和气血、舒展筋骨、强身健体的效果。“大舞”的编创，则是基于对 5000

多年前唐尧时期大舞的深入研究及其与现代科学的结合，它不仅保留了传统文化的精髓，还被赋予了新的时代特征。

本套丛书的编写特色之一，就是由体育专业老师担任模特，插配了大量的功法招式彩图。这些功法招式，参考了国家体育总局的健身气功标准，确保动作的标准化和规范化。配以简练的文字，表述清晰准确，使读者能够一目了然，轻松学习。此外，丛书还贴心地提供了动作视频（每分册“功法概述”页扫码即可观看），与图书内容相得益彰，增强了学习的互动性和趣味性。丛书的另一个鲜明特色，就是采用口袋本形式，印制精美，便于携带。无论是在家中、办公室，还是在旅途中，都可以随时翻阅学习，让养生健身成为一种生活常态。通过这套丛书，我们期待每一位读者都能够找到适合自己的养生之道，让阅读与养生成为生活的一部分，让健康和智慧相伴，丰盈人生旅程。

全民阅读，中华养生，打开书卷，让我们共同开启这场身心的健康之旅吧！

丛书主编　何清湖

2024 年 11 月于长沙

前言

“大舞”一词源于罗泌的《路史》，书中说：“阴康氏之时，水渎不疏，江不行其原，阴凝而易闭，人既郁于内，腠理滞著而多重腿，得所以利其关节者，乃制为之舞，教人引舞以利道之，是谓大舞。”在汉代《尚书》里也有习练“宣导郁淤”“通利关节”的“大舞”或“消肿舞”的描述。《吕氏春秋·古乐》曰：“昔陶唐氏之始，阴多滞伏而湛积，水道壅塞，不行其原，民气郁阏而滞著，筋骨瑟缩不达，故作为舞以宣导之。”《黄帝内经》曰：“中央者，其地平以湿，天地所以生万物也众，其民食杂而不劳，故其病多痿厥寒热，其治宜导引按跻。”从以上文献资料的记述中可知“舞”与“导”直接相关，“舞”“大舞”都属于“导引”的范畴，具有相同的功能。

除有关“大舞”的直接文献记载之外，湖南长沙马王堆汉墓出土的《导引图》人物中“舞”之特征和较多的“舞”之动作，也是编创健身气功“大舞”的重要史料。在青海省大通县上孙家寨发掘的新石器时代墓葬中，出土了一件与古代气功有关的“舞”纹彩陶盆。彩陶盆绘有几组人物“舞”的形态，整个画面人物突出，神态逼真。经测定彩陶盆属马家窑文化，距今约5000年。中国古代的原始崖画、壁画、帛画等记载了丰富的“舞”元素。湖北随州出土的曾侯乙编钟及其乐舞，蕴含了乐舞的多种形式，为研究原始“舞”的运动形式和运动特征提供了重要依据。由此可见，不论是“大舞”的文字记载，还是实物的“舞”之图画，均说明了中华民族祖先运用“舞”来康复疾病的真实性。这些蕴含“舞”的信息全面而丰富，为研究和编创健身气功“大舞”提供了重要依据和启示：第一，大舞产生的时间是唐尧时期，唐尧至今约有5000年历史；第二，大舞产生的地点是中原地带；第三，水道壅塞，不行其原，这种自然气候的变化导致了民气郁闷而滞著，筋骨瑟缩不达，是大舞产生的重要原因；第四，解决民气郁闷、筋骨瑟缩、腠理滞著的方法是以“舞”宣导，以通利关节；第五，利于宣导之“舞”才称为“大舞”，大舞是有意识地、自主地进行的身体活动，以达到促使某些疾病康复的目的；第六，以“舞”宣导，内容是宣和导，宣是宣发、发散、升发、展开之意，导有导引、疏通，使其恢复之意。

编创健身气功“大舞”，既是对 5000 年前中华文化的传承，又体现了与时俱进的思想。通过研究得到的这些共识，为编创健身气功“大舞”奠定了坚实的基础。

本书编委会

2024 年 11 月

目录

功法概述

微信扫描二维码
功法示范新体验

健身气功“大舞”，具有以舞宣导的特点，应用升、降、开、合的肢体动作，配合呼吸、意念，调理脏腑，通利关节，疏通气血，培补元气，康复疾患，从而达到健身的目的。

预备势

技术要领

动作一 双脚自然并拢站立，下颌内含微收，保持头正颈直，竖颈舒胸，周身中正，唇齿合拢，舌尖放平，轻抵上腭，自然呼吸，面带微笑（图1）。

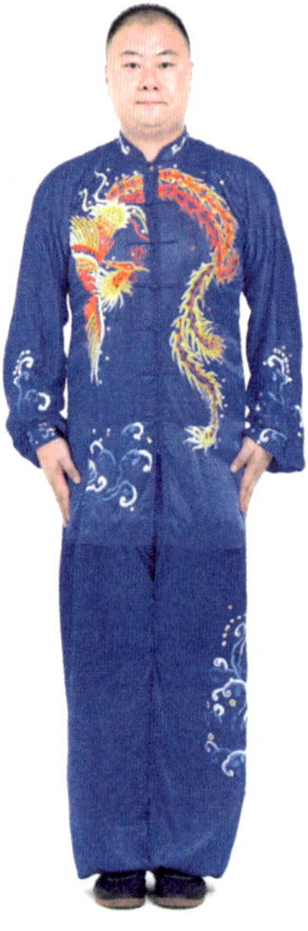

图1

动作二 两掌于腹前缓缓上托至膻肌（图2），两掌向外展开，转掌心斜向上（图3），弧线匀速上举，双臂微屈，目视前上方，配合吸气，动作稍微停顿（图4）。

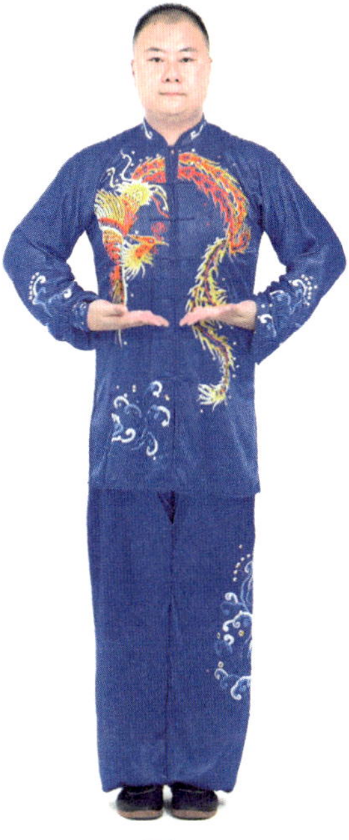

图 2

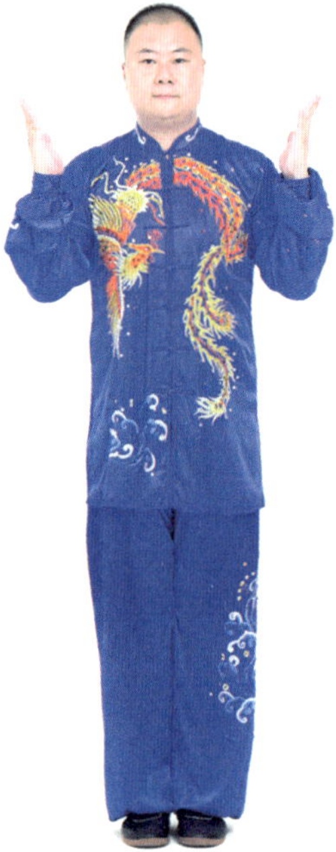

图 3

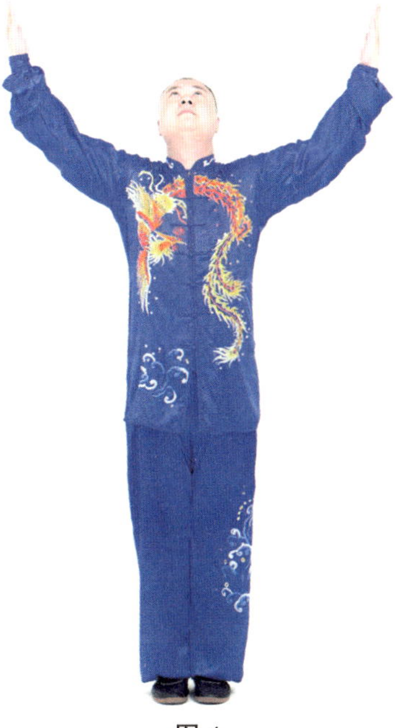

图 4

动作三 两臂向内收回，两掌缓缓下按，至肚脐高度，同时屈膝下蹲，配合呼气，目视前方（图5）。

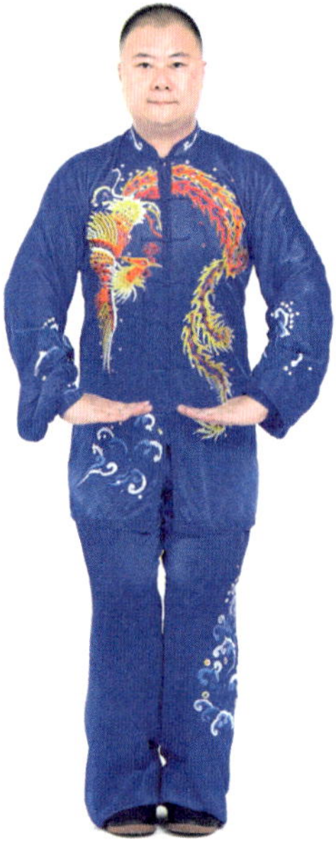

图5

【注意事项】

❶ 百会上领，周身中正，呼吸自然。

❷ 松肩虚腋，腰腹放松，尾闾下垂，微微提肛。

❸ 气沉丹田，心平气和，面带微笑。

【功理作用】

使练习者气沉丹田，内安脏腑，外松筋骨，有益于气血运行，为练习功法做好准备。同时，精神宁静，心静气屏，气定神敛，有利于调节心态。

第一式·昂首势

技术要领

动作一 左脚向左开步，两臂同时向上侧起，至与肩同高时，掌心向上（图 6），微微弯屈手肘，配合吸气，屈膝向下蹲，抬头翘尾，沉肩坠肘，配合呼气。目视前上方，微微停顿（图 7）。

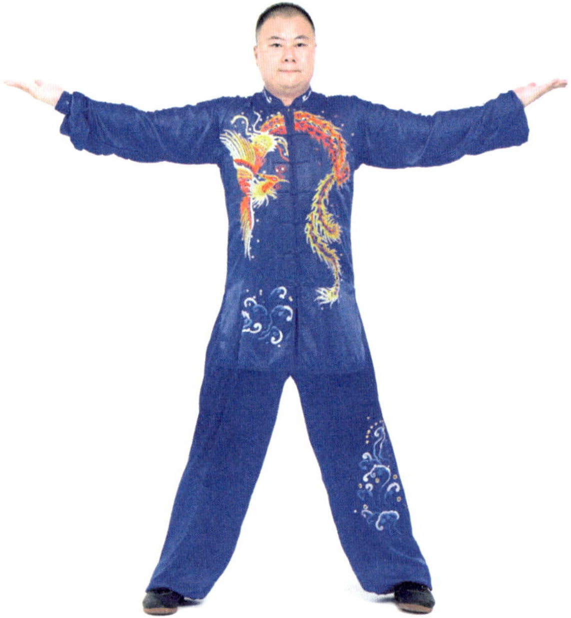

图 6

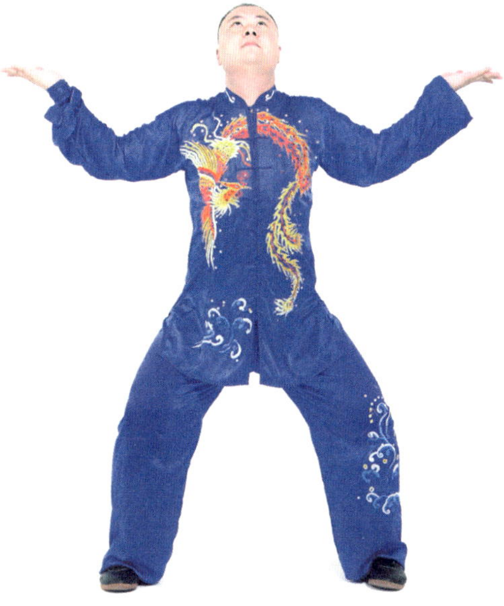

图 7

动作二 两膝慢慢伸直，下颌内含微收，躯干伸直，两臂伸平，配合吸气（图 8）。

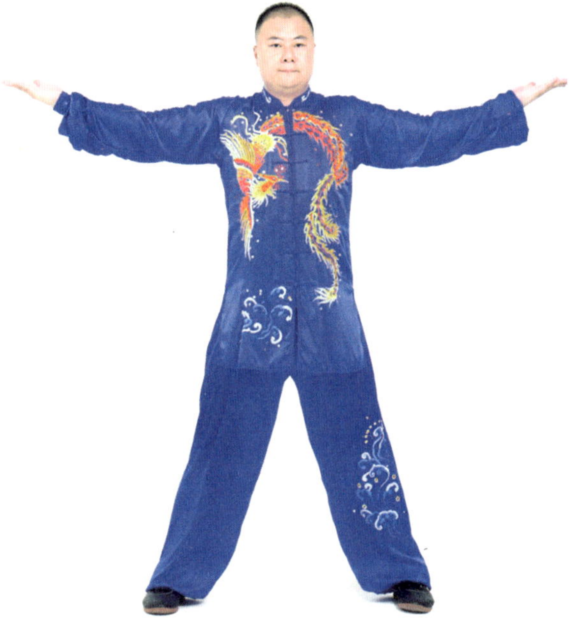

图 8

动作三 左脚收回，两脚间距与肩同宽，同时两臂向上环抱（图9），两掌下按，一同屈膝下蹲，配合呼气，目视前下方。右式与左式动作相同，方向相反。

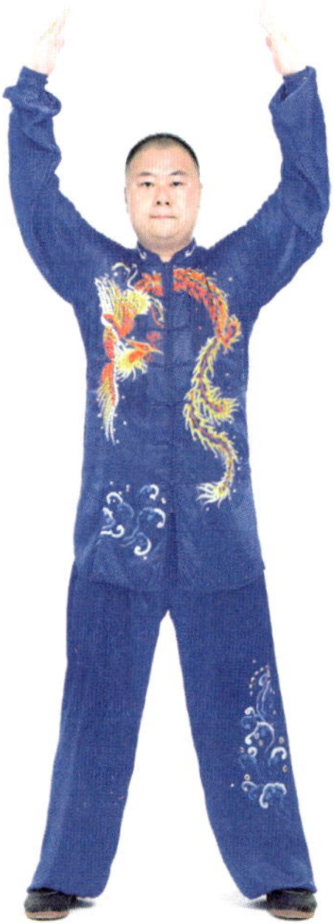

图9

本式动作一左一右各做一遍。

【注意事项】

1. 下蹲脊柱反弓时，以两肩胛之间的神道穴为点，左右肩胛、头、尾部均向神道穴收敛和适度挤压，收敛挤压时肩胛稍向前，头、尾部稍向后；起身直立时左右肩胛先松开，随之头、尾部徐徐放松展开。
2. 下蹲时，沉肩、坠肘、压腕（即腕关节充分伸展）。
3. 颈椎病、腰间盘突出患者做下蹲脊椎反弓时，要根据身体情况量力而行，动作幅度应由小到大，循序渐进。
4. 起身时，动作要缓慢匀速。

【功理作用】

1. 昂首势通过脊柱重复反弓的动作，能够有效牵引椎肩关节，通过下蹲和刺激神道穴，能够增强下肢力量和身体平衡能力。
2. 同时，对脊柱、心、肺功能有较好的调理作用。
3. 此外脊柱反弓和伸展胸、腹有利于改善胸、腹腔的血液分布。

第二式·开胯势

技术要领

动作一 左脚向左前方上步，成左弓步，与此同时，两手侧起至头顶前上方，手指向上，掌心相对（图 10），右脚往前上步，成丁步，两手一齐下落至额前，屈膝下蹲（图 11）。

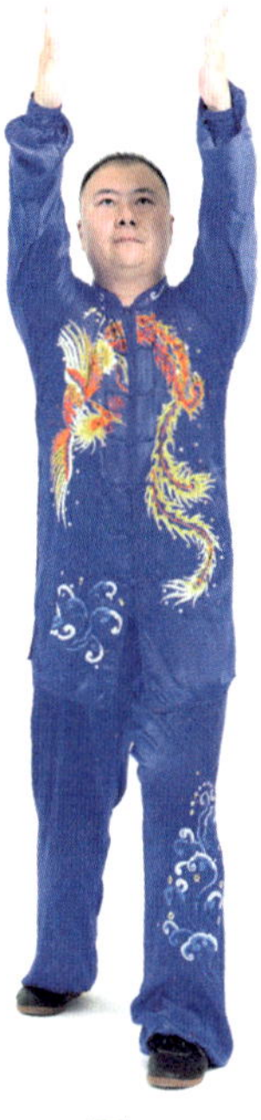

图 10

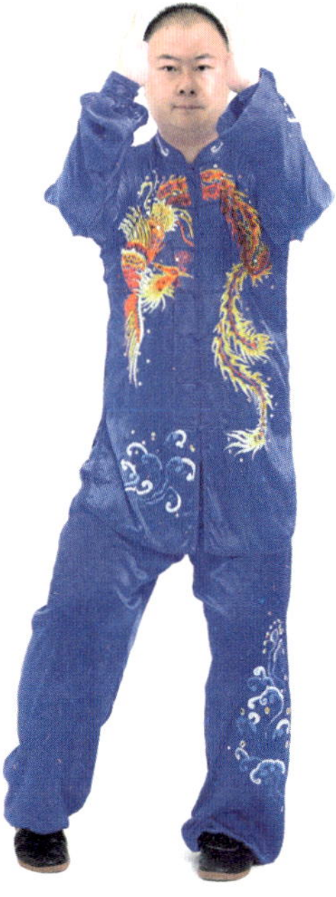

图 11

动作二 右腿外旋，臀部左摆，两臂弧形外撑，左臂与肩同高，掌心朝上，右臂至右上方，右掌心向左侧对准玉枕穴，配合呼气，向左转头，目视左手（图 12）。

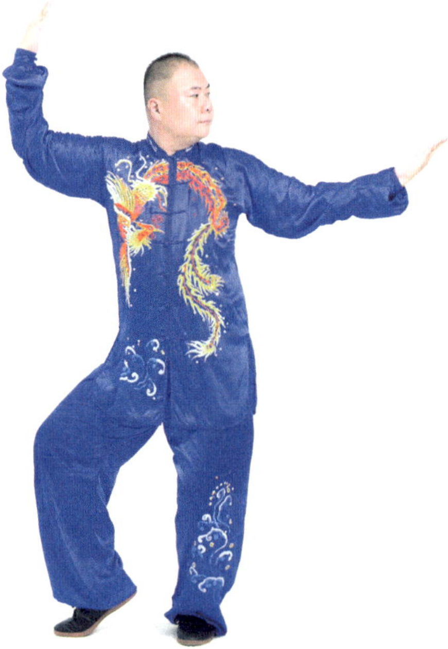

图 12

动作三 左膝伸直，右脚向右前方上步，两臂同时侧起至头顶前上方（图 13），手肘微屈，配合吸气，成右弓步。

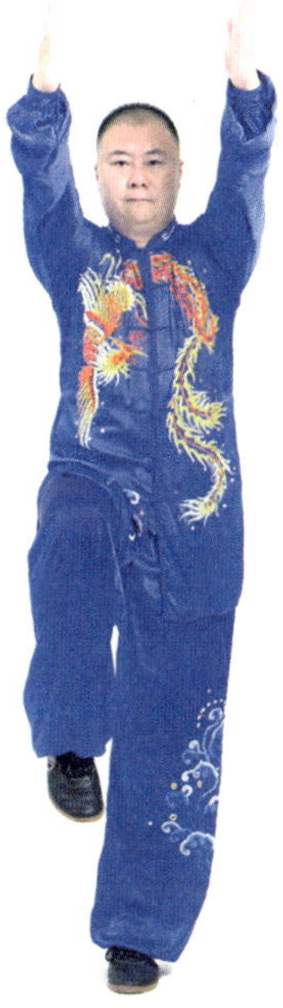

图 13

动作四 左脚上步成丁步，屈膝下蹲（图 14），左腿外旋，臀部向右摆，两臂弧形外撑（图 15）。

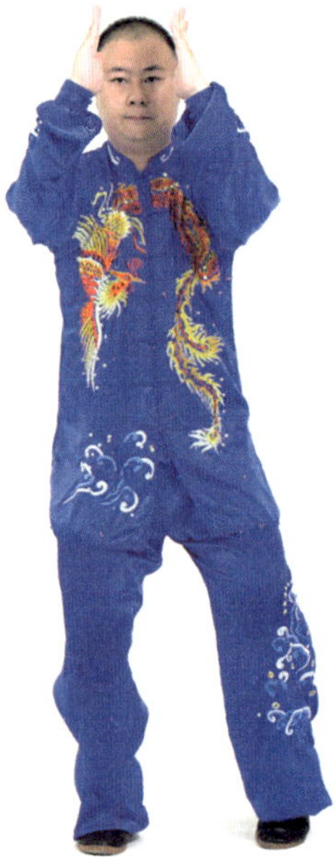

图 14

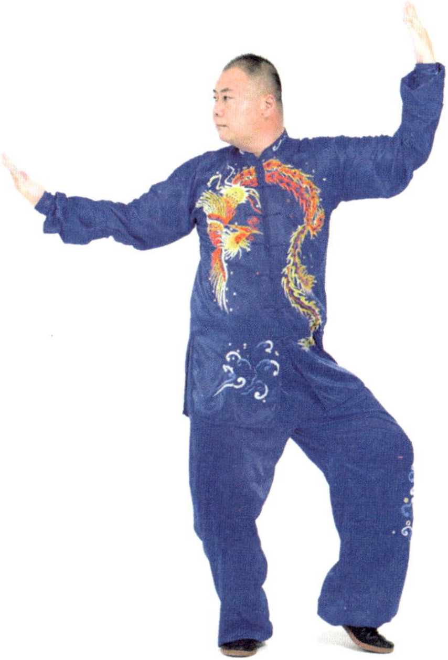

图 15

【注意事项】

① 向左（右）摆臀，右（左）腿要充分外旋，且要有左右对抗的撑劲。

② 两臂展开时，肩胛要向左右拉开；同时，头向左（右）平转。

③ 臀部左右摆动时，以胁肋部的两侧协调引伸，带动尾椎至颈椎逐节拔伸，动作要柔中带刚。

④ 上步、退步要平稳踏实，动作应徐缓从容，有力感。

⑤ 脊柱侧屈伸时，其动作幅度要根据练习者的柔韧能力而定，不可强求。

⑥ 本式动作上两步为一遍，退两步为一遍，动作相同，方向相反，进退各做一遍。最后一个左丁步开胯后，左脚开步，与肩同宽，两臂平伸，向上环抱，配合吸气。两掌下按，屈膝匀速下蹲，配合呼气，目视前下方。

【功理作用】

① 开胯势通过开合、旋转来拉伸肩、髋，可以起到以大关节带动小关节，以点带面的作用，以通利关节。

② 在开胯势中，通过脊柱做侧屈、侧伸，两臂左右伸展，牵引胁肋部，搭配大敦穴点地外旋，从而起到疏肝理气，疏导气血的作用并增强下肢力量和身体平衡能力。

第三式·抻腰势

技术要领

动作一 右脚内扣，左脚外展，身体左转（图 16），提膝 90° 与地面平行，双掌并拢，掌跟与胸同高（图 17），左脚尖上翘，向左前方蹬出成左弓步，目视前上方，两掌向前上方伸出，躯干前倾，下颌内含微收，上臂贴耳，目视前下方，配合吸气，动作稍稍停顿（图 18）。

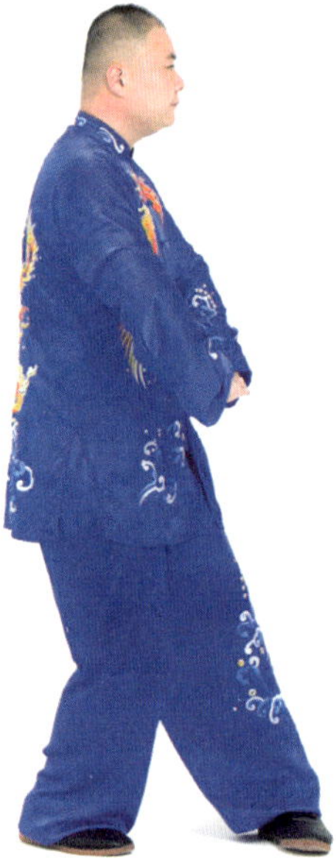

图 16

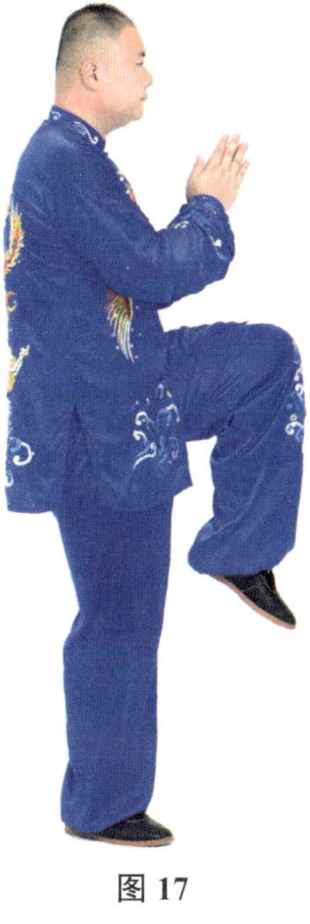

图 17

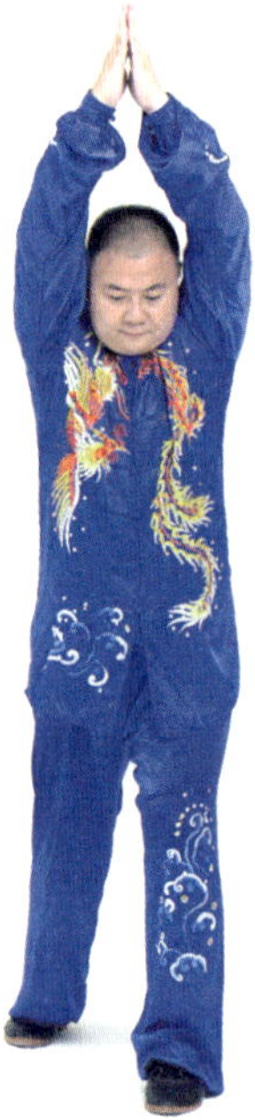

图 18

动作二 右脚向上提踵，左膝微微伸直，手臂持续向上引伸。重心向后移，左脚翘起，顶臀塌腰，挺胸抬头，两掌回收于胸前，配合呼气（图 19）。

动作三 起身前倾，右腿慢慢伸直，左膝微屈，两掌向前上方伸出，右脚提踵，手臂持续向上引伸，重心后移，两掌收回于胸前。

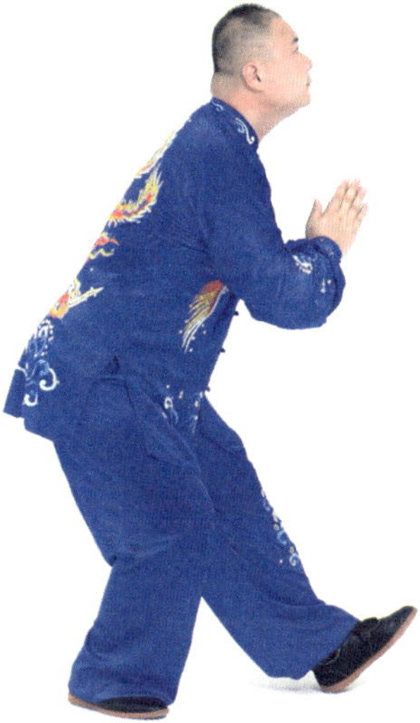

图 19

动作四 起身，左脚内扣，重心向左移，右脚外展，身体右转（图 20）。重复左边动作一遍，动作相同，但左右相反。

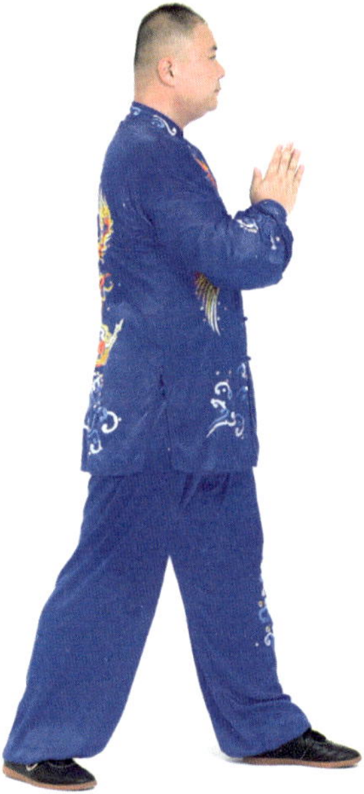

图 20

【注意事项】

1. 前抻时，手脚需两头用力，延伸牵引，躯干松中有紧，松紧结合，节节带动。
2. 前抻时，手臂、躯干、后腿要成一条直线。
3. 重心向后时，以前脚大脚趾外侧大敦穴为点向上跷起，充分翘臀塌腰（依据自身情况尽力而为）。
4. 上步时，要避免两脚前后在同一条直线上，保持身体平稳。
5. 抻拉时，避免突然用力和强直用力，要松紧有度，缓慢柔和。
6. 合掌时，两掌之间要成空心掌。
7. 本式前伸后坐一次为一遍，先左边两遍，后右边两遍。右边第二遍最后一个动作时右脚跟内扣，左脚跟内敛，两脚正朝前并平行。同时，屈膝下蹲，两掌分开下按至肚脐，配合呼气，目视前方。

【功理作用】

1. 抻腰势通过手脚两头缓慢持续抻拉，节节引开，抻筋拔骨，打通督脉，调理三焦，促进各关节周围的肌肉、韧带及软组织的气血运行。
2. 塌腰翘尾（尾即为尾闾）、挺胸抬头，合掌收回于胸前，可调理任、督二脉和心肺功能。
3. 通过脊柱的反向牵拉，对颈椎、腰椎及下肢关节有良好的保健和康复作用。

第四式·震体势

技术要领

动作一 两腿伸直，同时两臂侧起、平伸，配合吸气，目视前方（图 21）。下蹲成马步，两臂下落，前臂内收，两掌与肚脐齐高，配合呼气，目视掌心（图 22）。

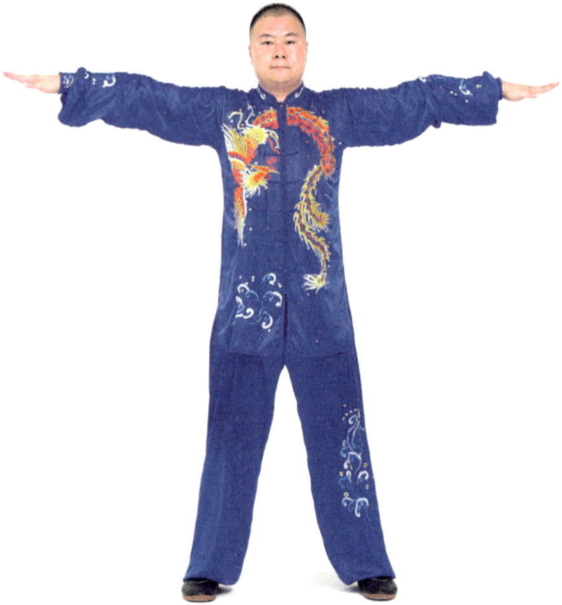

图 21

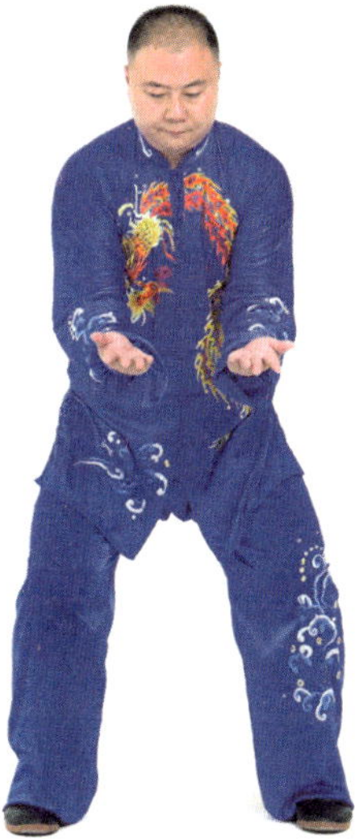

图 22

动作二 两手握固，从小指至食指依次抓握，收于肚脐两侧，目视前方（图23），两腿伸直，重心右移，左膝上提，脚趾上翘，先拳背相靠上提，然后拳面经耳门提至头顶上方，手肘微屈，配合吸气（图24）。

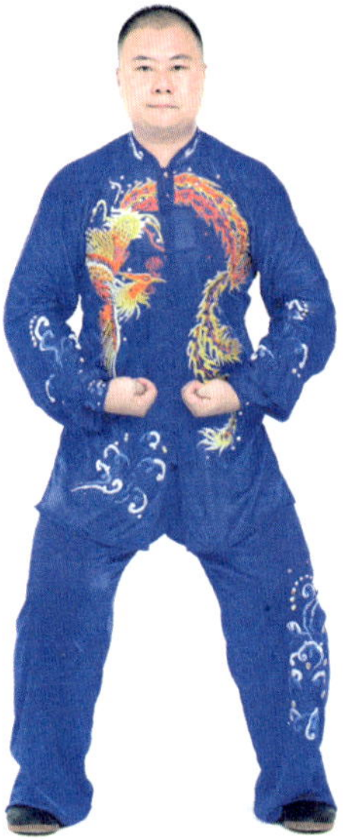

图 23

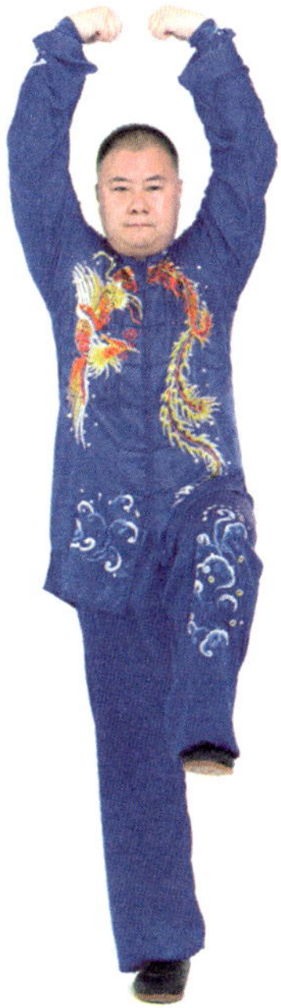

图 24

动作三 左腿放松下摆，同时两臂下落，手由拳变为掌，以合谷穴所在之处轻击胆经（图 25），两臂顺势侧起，左脚开步，身体向右转动，带动左臂向前，掌心向上，右臂向后划弧至正中线，配合吸气（图 26）。

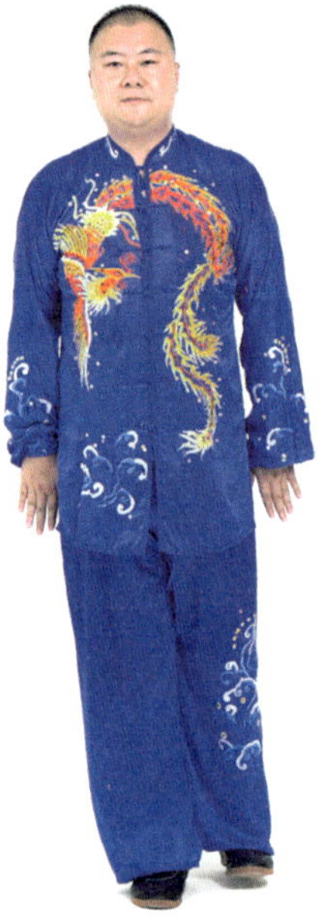

图 25

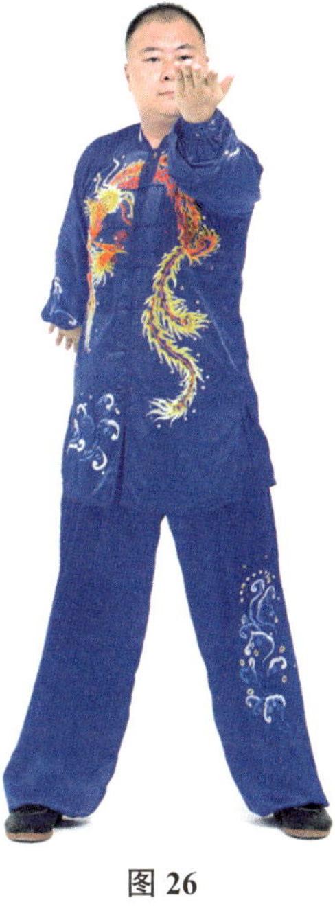

图 26

动作四 屈膝下蹲，身体转正，左拳轮轻击下丹田，右拳眼轻击骶骨，配合呼气，目视前下方（图 27、图 28）。

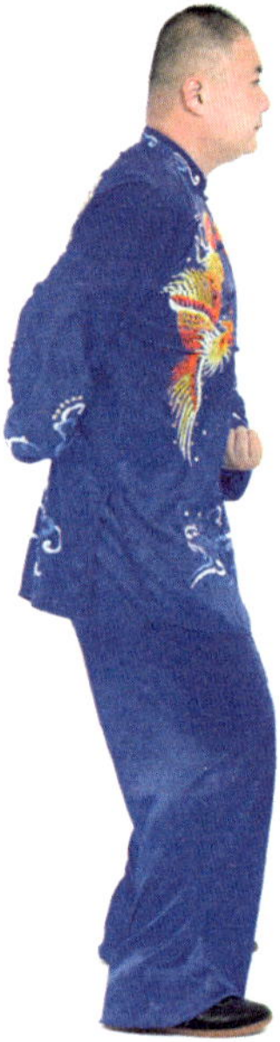

图 27

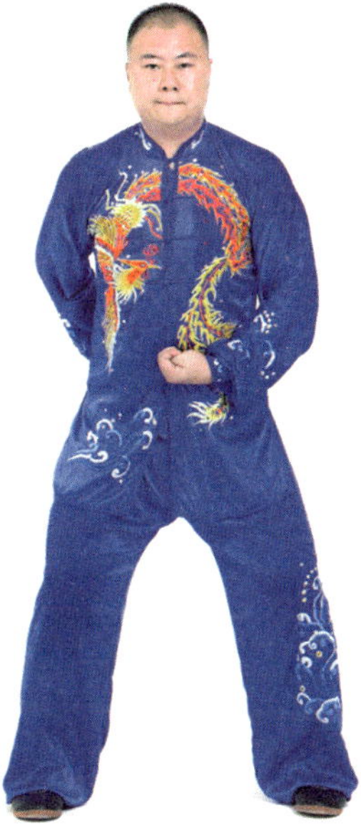

图 28

动作五 两腿伸直，同时身体左转，两拳变为掌，左掌向右，右掌向左伸出，身体转正，带动两臂划弧成侧平举（图 29、图 30）。

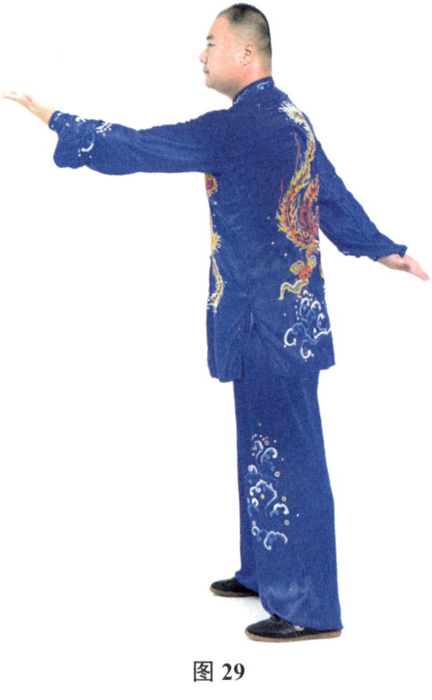

图 29

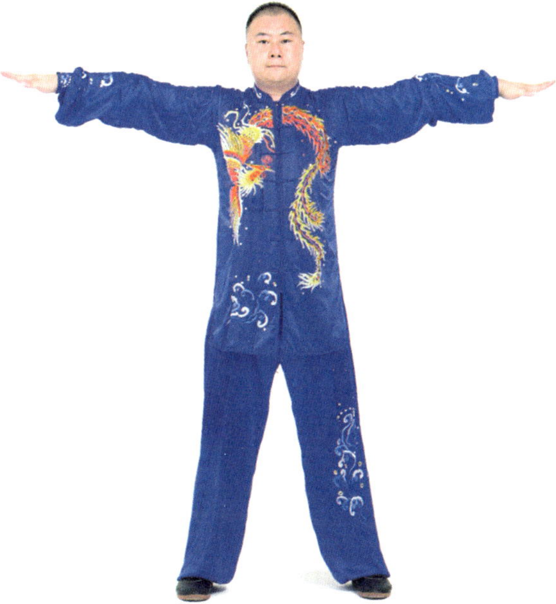

图 30

【注意事项】

1. 提膝握固上提，要上下相随，向下摆腿牵引要顺势放松，下摆收髋送膝时，引踝是关键，力量来源于动作惯性。
2. 提膝抬臂时，配合吸气，向上引腰。
3. 手臂向下敲击胆经时，要松肩、坠肘、引腕，在敲击下丹田和骶骨时要同步，力量来源于手臂下落的惯性。
4. 提膝的高度因人而异。
5. 摆腿敲击时，动作需轻缓。
6. 本式一左一右为一遍，共做两遍，动作相同，方向相反。第二遍最后一动时，两腿伸直，两拳变掌侧起，向上环抱，配合吸气，两腿屈膝，两掌下按，与肚脐同高，配合呼气，目视前下方。

【功理作用】

1. 震体势通过带脉和脊柱左右旋转增强腰部的灵活性。

2. 敲击胆经，震荡丹田，有利于鼓荡正气、培补元气，使气有所运，精有所养，血有所行，以提高人体的抗病能力。

3. 另外，在躯干、四肢的惯性和自身重力的作用下，做被动牵引，伸展关节，可使髋关节、膝关节、踝关节得到牵拉，缓解长期过度负重引起的损伤。对下肢关节有良好的保健康复作用。

第五式・揉脊势

技术要领

动作一 右脚内收成右丁步，双臂左摆至平行地面，目视左手，配合吸气（图 31）。

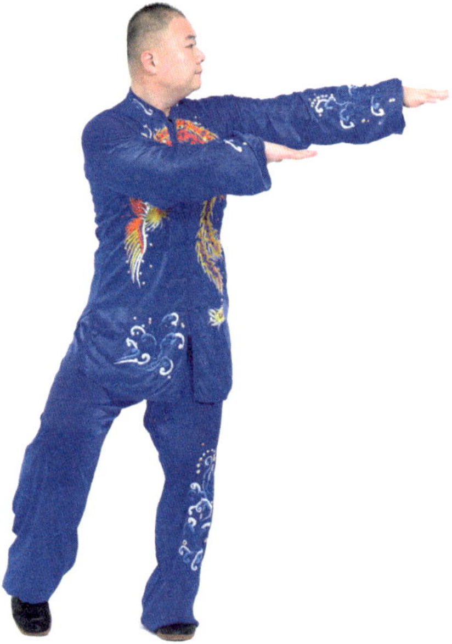

图 31

动作二 右腿外展，臀向左摆，身体侧屈，左臂摆至右上方，右手至左腋下，起身向上向左侧抡臂，左右开步，右膝微微弯屈，左脚内收为丁步，两臂经左下向右摆，配合吸气（图 32）。

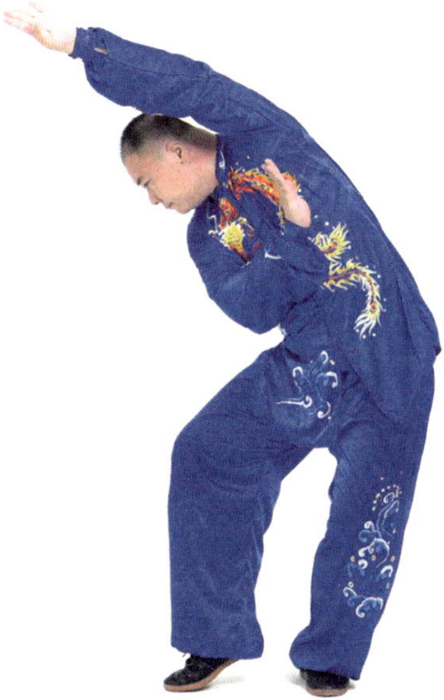

图 32

动作三 左腿向外展开，同时，臀向右摆，身体向左侧屈，动作稍停（图 35）。

【注意事项】

1. 做这一式时应注意起脚及落脚时应轻起轻落，收髋提膝时，要以腰带动。
2. 两臂旋转摆动时，从腰至胸、从肩至手需做到节节引动，要求动作柔缓，飘逸。
3. 动作配合呼吸，手臂起时吸气，落时呼气。
4. 左右移步要平稳从容，动作幅度因人而异。
5. 上下动作相随、不脱节。
6. 本式一左一右为一遍，共做两遍。第二遍最后一动时，左脚开步，两腿伸直，两臂成侧平举，向上环抱，两腿屈膝，两掌下按，与肚脐同高，配合呼气，目视前下方。

【功理作用】

1. 揉脊势动作，通过脊柱左右侧曲、伸展，增强脊柱关节周围韧带的伸展性、弹性和肌肉力量，以维护关节的稳定性。
2. 同时，脊柱的侧曲、侧伸和腿的外旋，还有助于疏肝理气，宣发肺气。

第六式・摆臂势

技术要领

动作一 从颈椎至尾椎逐节牵引，两掌缓缓下按，手背相靠（图 33），两腿伸直，提肘转，指尖向上，于胸前合为空心掌（图 34）。屈膝下蹲，目视前方，保持头正颈直（图 35）。

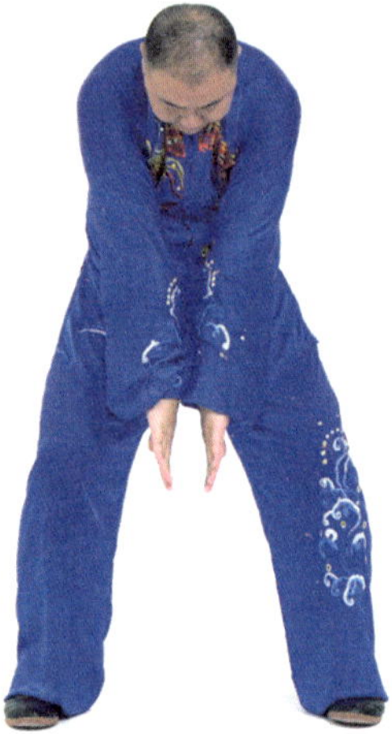

图 33

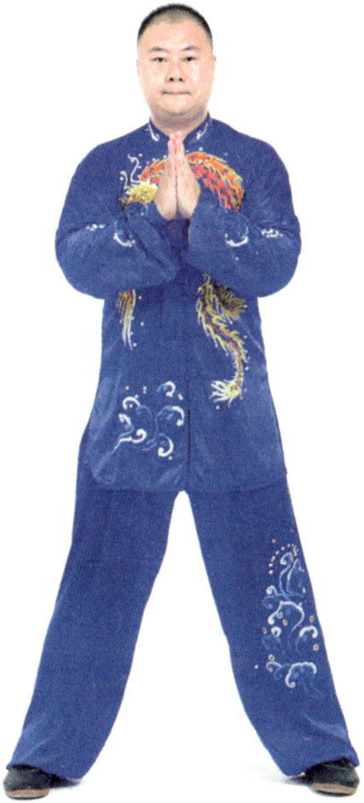

图 34

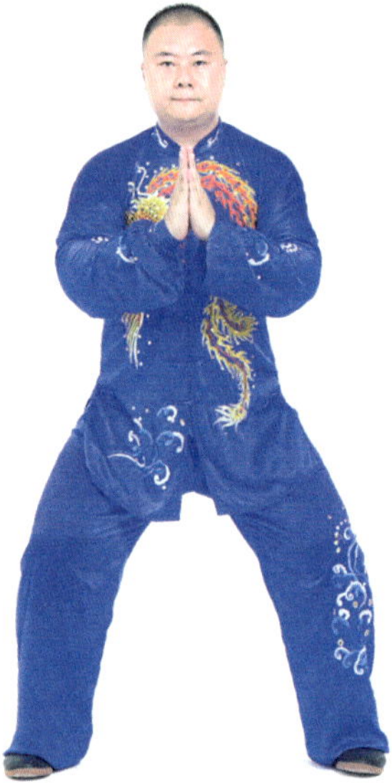

图 35

动作二 向左前方摆臀推掌，两臂撑圆，配合呼气，目视左前下方（图 36）。臀、臂放松还原至中正，配合吸气（图 37）。

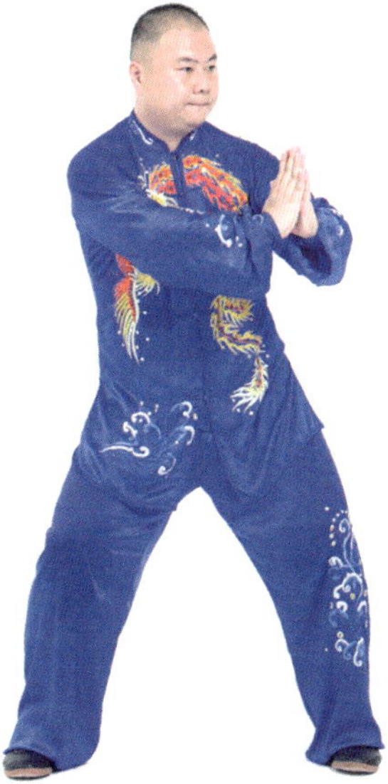

图 36

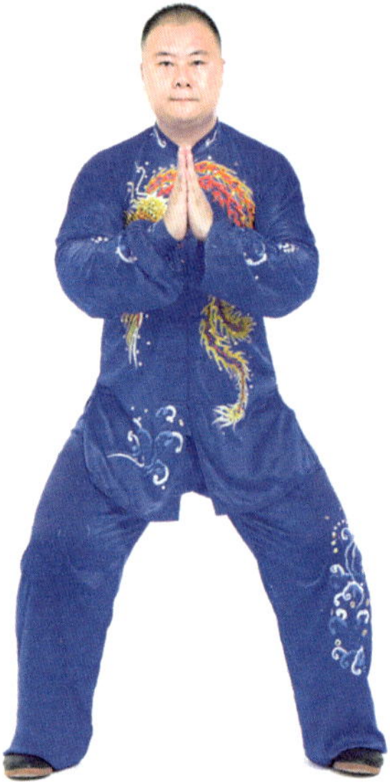

图 37

动作三 向右前方摆臀推掌，配合呼气，目视右前下方（图 38）。臀、臂放松还原至中正，配合吸气，目视前方（图 39）。

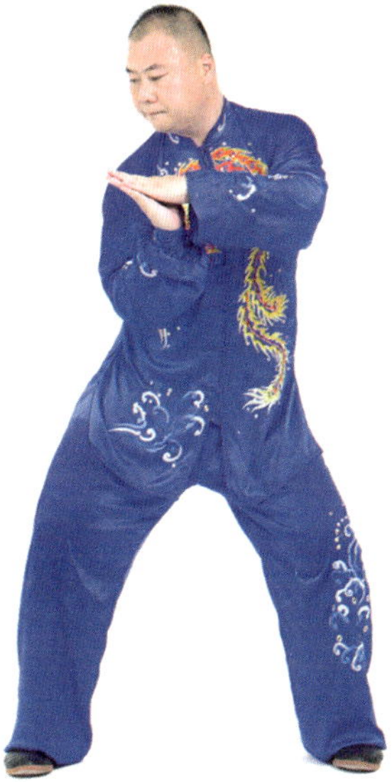

图 38

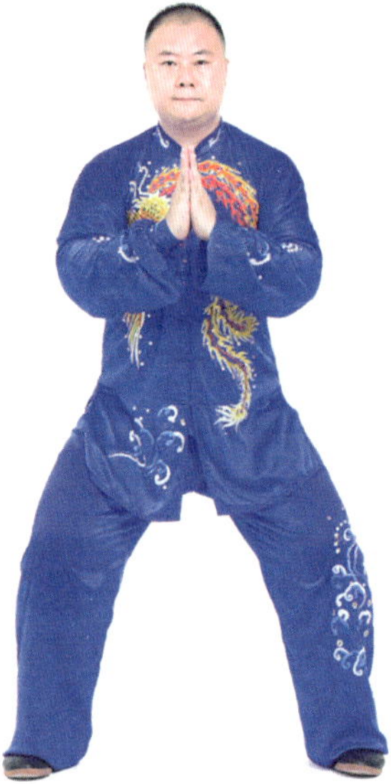

图 39

【注意事项】

1. 做这一式时应注意向左或向右摆臀时，以尾闾为着力点，腰、胸椎随势摆动，柔和缓慢，重心不能左右移动。
2. 手与尾椎的方向一致，目随手走，视线经手注视前下方。
3. 摆臀时不要强拉硬拽。动作幅度由小到大，量力而为，不可强求。
4. 合掌时，两掌呈空心掌。
5. 本式摆臀一左一右为一遍，做两遍。尾椎和两掌顺时针划两圈。头正颈直，向左摆臀，两掌左倾，目视左前下方。身体以尾椎为点，顺时针划平圆两圈。
6. 同时，两掌以腕为轴，以中指尖为点，顺时针划平圆两圈，目随划圈转动，至第二圈终点时，尾椎及两掌向前至中正线转正。尾椎和两掌逆时针划两圈，动作相同，方向相反。逆时针划圈最后一动时，两掌分开，手指依次内旋，旋腕，向后穿至肩胛骨下，掌心向后，指尖向下，两腿伸直，两掌下推至环跳穴，配合吸气。两臂外旋侧起，向上环抱，屈膝，两掌下按，与肚脐同高，配合呼气，目视前下方。

【功理作用】

1. 摆臀势通过摆臀动作，与尾椎带动脊柱再带动四肢运动，对脊柱及内脏起到按摩作用，对内可安抚脏腑，对外可增强腰、髋关节的灵活性。
2. 合掌旋转，对肩、肘、腕及掌指关节可起到按摩和牵拉作用。
3. 调理任脉、冲脉及带脉。
4. 对腰腿劳损有康复作用。

第七式·摩肋势

技术要领

动作一 两腿伸直，同时，两臂侧起，配合吸气，目视前方（图 40）。

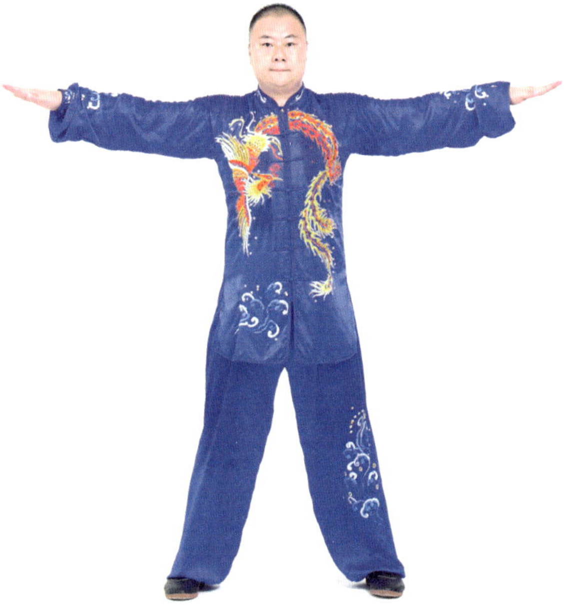

图 40

动作二 左脚内扣，身体右转，右脚外展翘起（图 41），两臂立方体抡臂（图 42），俯身，左掌尖贴右脚尖，右臂至后上举垂直地面，配合呼气，目视前下方（图 43）。

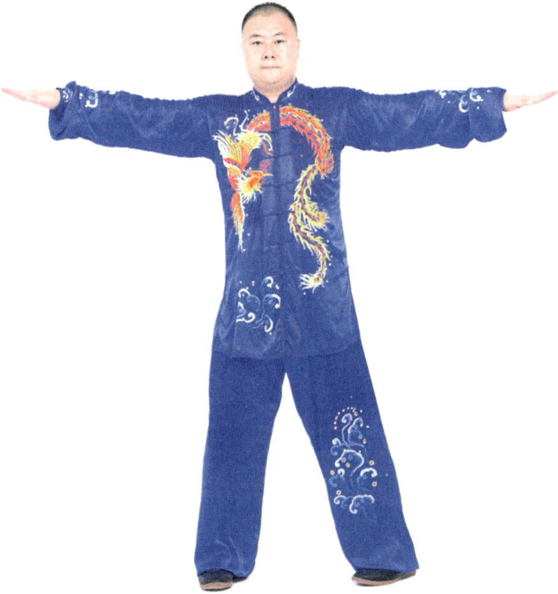

图 41

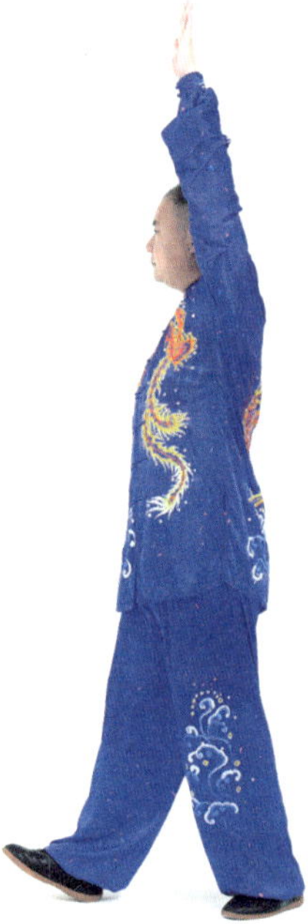

图 42

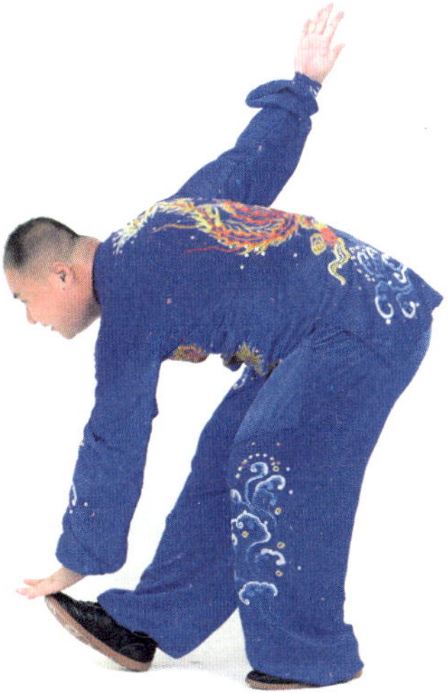

图 43

动作三 右掌收至腋下，掌根沿腋中线推摩，划弧上摆前伸，左掌弧线上提至腋下（图 44）。同时，右脚后退成左虚步，身体左旋，配合呼气，目视左手方向。

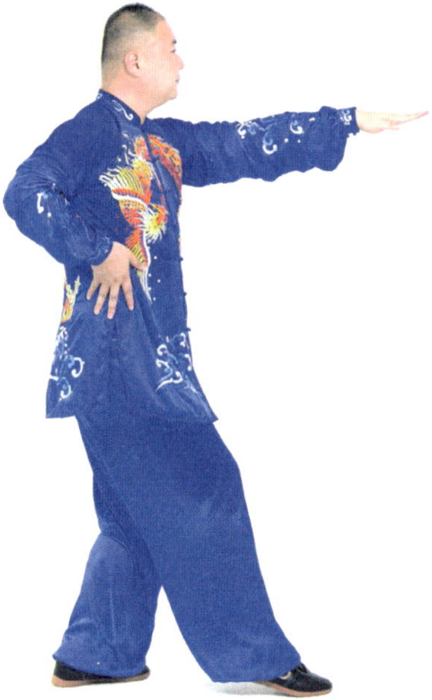

图 44

动作四 左脚后退，身体右旋，左掌推摩前伸，右掌上提至右腋下，退四步（图 45）。

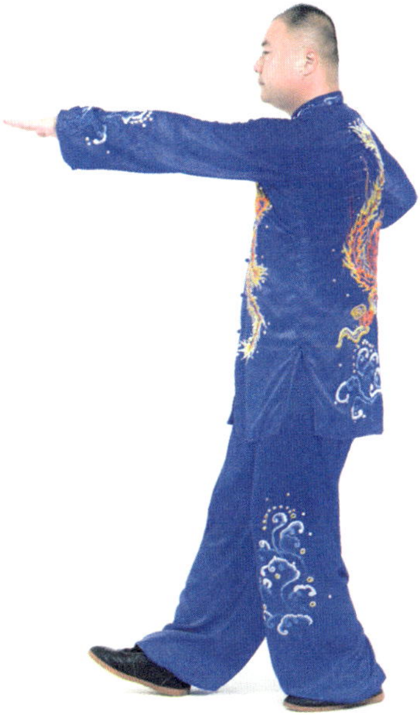

图 45

动作五 第四次退步、摩肋结束时，右脚翘起，身体前倾，左掌下按至右脚尖，右臂至后上举（图46）。

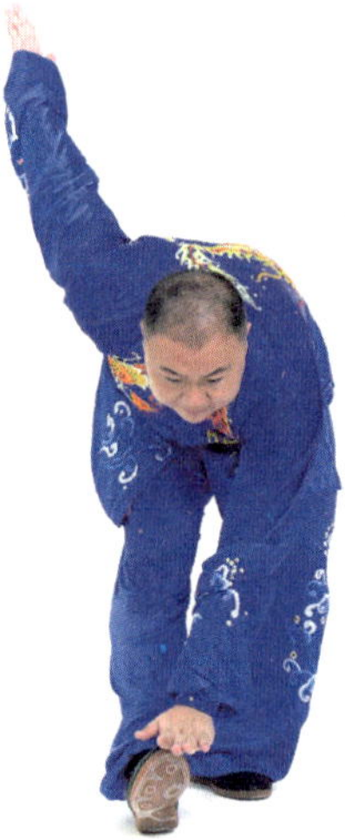

图 46

动作六 起身，右脚内扣，左脚外展翘起，身体向左转动，带动两臂立体抡臂。

动作七 俯身，右掌心贴左脚尖，左臂至后上举，配合呼气，目视前下方。

【注意事项】

1. 以腰带动脊柱做左右旋转，牵引躯干两侧胁肋部；同时，掌根从大包经穴、腋中线推摩，推摩要顺达，节节贯穿，连绵不断，眼随手走，心平气和。
2. 摩肋时，下丹田之气引动腰，以腰带肩，以肩带臂，以臂带腕，形于手指，引气令和，动诸关节。
3. 本式要求身体的协调性较高，通过练习不易协调的动作，可提高身体的协调性。在开始教学和练习时，可把动作分解，如首先练习退步，然后练站立姿势摩肋，最后再整体练习。
4. 本式左边退四步，右边退两步，动作相同，方向相反，左右各做一遍。右边最后一动时，左脚内扣，右脚跟内敛，起身转正，带动两臂平伸，然后向上环抱，配合吸气，屈膝，两掌下按，与肚脐同高，配合呼吸，目视前下方。

【功理作用】

1. 通过两手对两胁大包穴的按摩及脊柱的左右拧转，可促进肝的疏泄和脾的运化功能。
2. 这一式动作，对身体协调性要求较高。通过练习，可提高身体的协调性。
3. 摩肋时，通过抡臂，攀足和腿的屈伸，可增强肩关节的灵活性和下肢的柔韧性。

第八式·飞身势

技术要领

动作一 左膝提起，同时，两臂侧起，配合吸气，目视前方（图 47）。

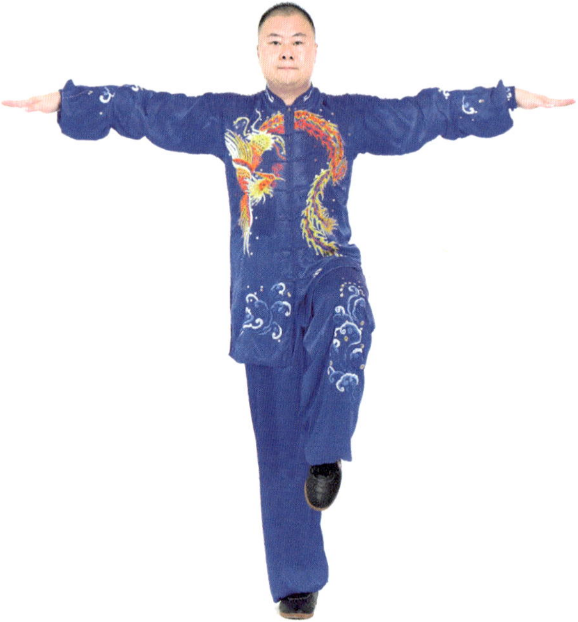

图 47

动作二 左脚向左前方上步，两臂向前下方下落，配合呼气，目视前方（图 48）。

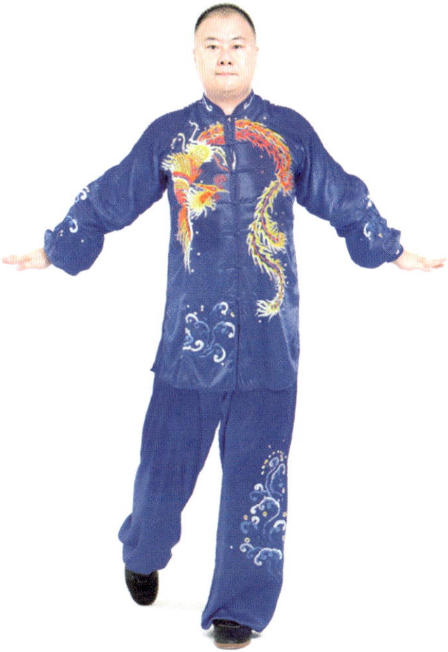

图 48

动作三 重心左移，右膝提起，脚尖绷直向下（图 49）。同时，两臂侧起，配合吸气，目视前方。

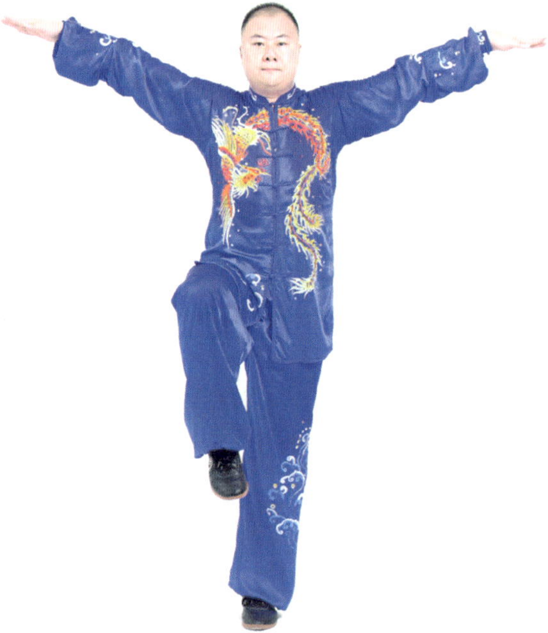

图 49

动作四 右脚向右前方上步，两臂下落，上四步，动作相同。

【注意事项】

1. 做这一式时应注意在身体起伏，上步和退步时，脊柱在前后方向有小幅度蠕动，两臂划弧要连贯、轻松自然。
2. 两脚并拢后不移动，躯干充分向左或向右旋转时，两臂要上下牵拉旋转，要求松紧适宜，协调配合。
3. 旋转动作以脊柱为中心，头要平转，动作缓慢。转头、脊柱旋转要循序渐进，幅度由小到大。
4. 上步、退步要平稳，配合呼吸。
5. 松中有紧，紧中有松，松紧转换要缓慢自然。
6. 第四步是右脚落在左脚内侧，两膝微屈，两臂下落，两腿伸直，左臂划弧上举，右臂弧线下摆，躯干右转，左臂外旋，右臂内旋，向右后转势，躯干回旋，带动左臂内旋，右臂外旋至侧平举，屈膝下蹲，两掌下按，目视前下方。退步重复以上动作，且先提右脚。
7. 本式上四步做一遍，退四步做一遍。退步最后一动时，躯干回旋，右臂内旋，左臂外旋至侧平举，掌心向上。

【功理作用】

1. 飞身势通过两臂带动全身的气血升降，脊柱的前后蠕动和左右旋转，牵引三焦、任督二脉、带脉等周身的经络，起到理顺全身气血的作用，为收势做好准备。
2. 通过胸腹的上提和下落有利于按摩内脏。
3. 脊柱旋转刺激中枢神经和神经根，牵引内脏，对脊柱的小关节有理筋整骨，通络活血作用。

收势

技术要领

动作一 两臂向上环抱，配合吸气，目视前方（图 50）。

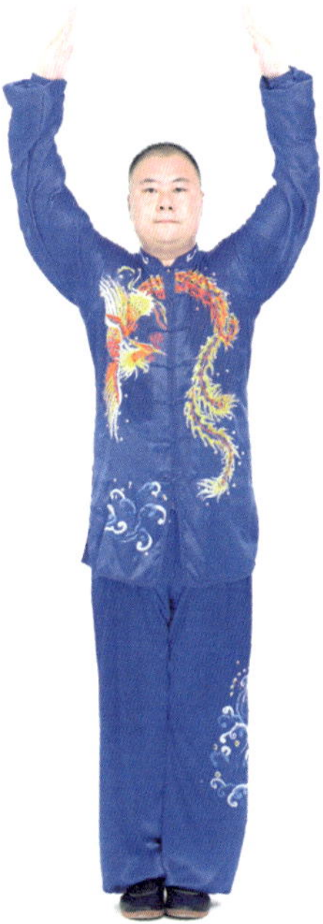

图 50

动作二 两掌下按，与膈肌同高时转掌心向内（图 51），两掌向下，配合呼气，目视前方（图 52）。

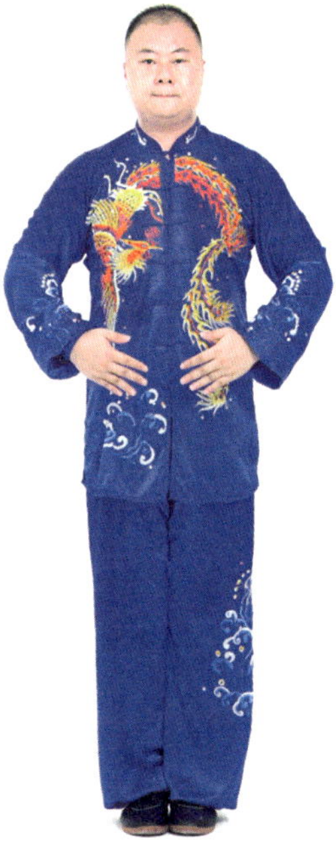

图 51

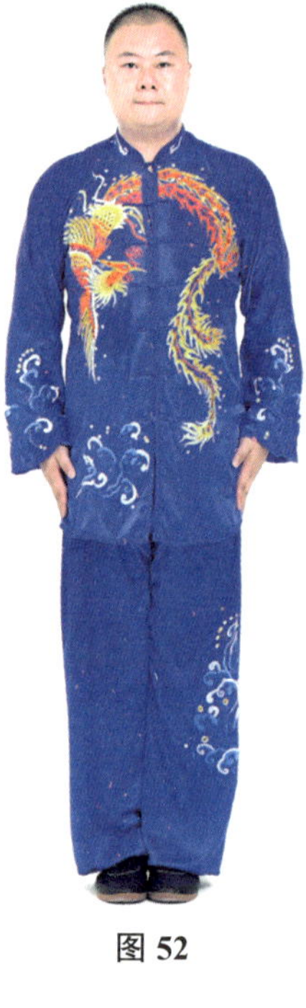

图 52

【注意事项】

1. 做这一式时应注意手臂环抱、引气归元时，以下丹田为中心，要有内敛之势，掌心对下丹田时，动作稍停顿。
2. 动作宜松、柔，自然流畅，心静体松，气定神敛。
3. 本式上抱下按为一遍，共做三遍。第三遍最后一动时，两臂放松自然下落，目视前方。

【功理作用】

收势的作用是使练功者收敛心神、引气归元。